DES MANIFESTATIONS CARDIAQUES

DE L'ÉRYSIPÈLE

MÉDICAL

PAR

PAUL DE LABORDE-MEIGNOS

DOCTEUR EN MÉDECINE

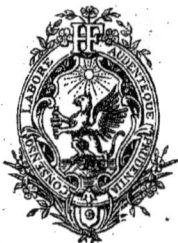

MONTPELLIER

IMPRIMERIE CENTRALE DU MIDI

(Hamelin Frères)

—

1882

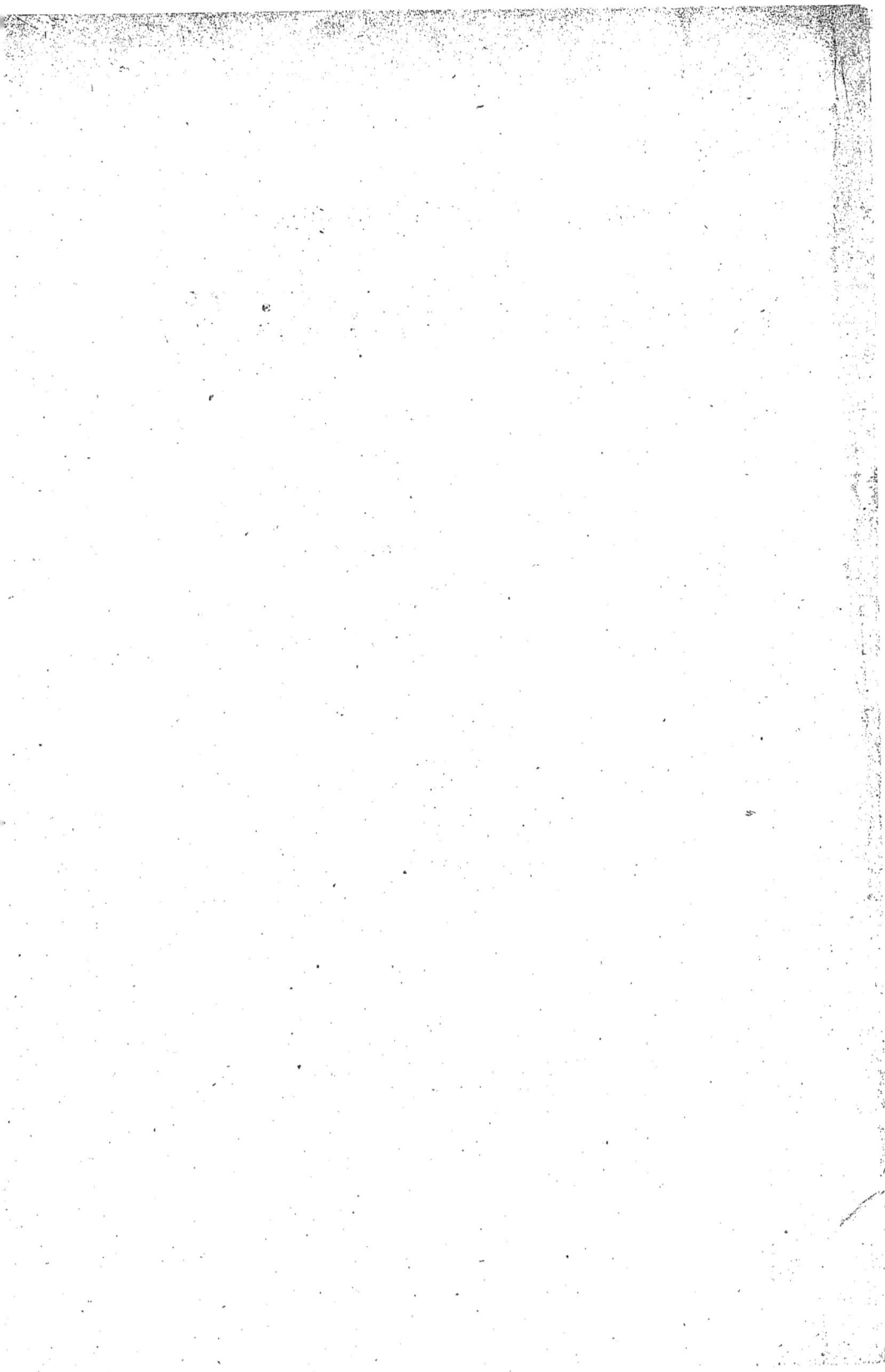

DES MANIFESTATIONS CARDIAQUES

DE L'ÉRYSIPÈLE

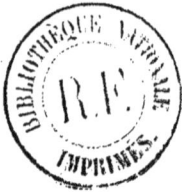

MÉDICAL

PAR

PAUL DE LABORDE-MEIGNOS

DOCTEUR EN MÉDECINE

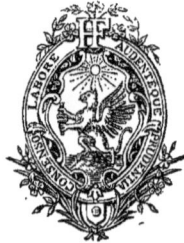

MONTPELLIER

IMPRIMERIE CENTRALE DU MIDI

(HAMELIN FRÈRES)

—

1882

A MA TANTE

PAULINE DE HITON

A MON COUSIN

JUSTIN HAULON

A MA COUSINE

BERTHE HAULON

P. DE LABORDE-MEIGNOS.

MEIS ET AMICIS

INTRODUCTION

La question que nous avons choisie comme sujet de thèse inaugurale n'est certes pas nouvelle. L'histoire des manifestations cardiaques
de l'érysipèle a déjà attiré l'attention de bien des médecins, et, il faut
bien le dire, elle a été fort bien décrite par quelques-uns d'entre eux.
Cependant elle n'est pas, croyons-nous, assez généralement connue ;
beaucoup de praticiens ignorent les complications cardiaques de l'érysipèle, fort peu les recherchent ou s'en préoccupent.

Notre but, en publiant les quelques observations que nous avons eu
l'occasion de recueillir pendant notre stage dans les hôpitaux, est
d'attirer une fois de plus l'attention sur ce point de clinique essentiel-
lement important.

Nous livrons avec confiance notre modeste travail à l'appréciation
de nos Juges, persuadé que nos consciencieux efforts nous gagneront
leur bienveillante indulgence.

Un sujet tel que celui que nous avons entrepris ne saurait se prêter
à une division bien nette, à une séparation en chapitres distincts. Vou-
loir, comme on le fait généralement, comme on l'a même fait pour le
sujet actuel, traiter successivement l'étiologie, la symptomatologie,

le diagnostic, etc., serait s'arrêter à des considérations qui ne présentent rien de particulièrement intéressant. Quelques-uns de ces points seront examinés en temps et lieu ; mais, comme notre intention était de porter ailleurs nos principales investigations, nous ne pouvions pas assurément en faire des chapitres distincts.

D'autre part, comme les diverses questions que nous avons à résoudre sont absolument connexes, plutôt que de les séparer, nous avons cru devoir les réunir en une seule et même partie, où seront successivement étudiés un certain nombre de points, parmi lesquels un des plus importants est celui qui a trait à la nature de l'érysipèle.

Un aperçu historique aussi rapide que possible constituera la première partie de notre travail.

Une deuxième partie comprendra les observations que nous avons recueillies. Nous aurions pu rapporter ou résumer quelques-unes de celles qui ont été déjà publiées; mais, comme nous n'aurions fait qu'allonger notre travail sans rien ajouter à son mérite, nous avons décidé de nous abstenir de toute reproduction. Quelques notes bibliographiques renverront le lecteur aux divers auteurs qui se sont occupés de la question.

Le mot *manifestation,* que contient le titre de notre travail, y a été mis de propos délibéré. Nous l'avons adopté de préférence au mot *complication,* parce qu'il contient à la fois l'énoncé et la solution du problème qui a trait à la nature de l'érysipèle.

DES MANIFESTATIONS CARDIAQUES

DE L'ÉRYSIPÈLE

MÉDICAL

HISTORIQUE.

Hippocrate a, le premier, indiqué quelques-unes des complications de l'érysipèle ; mais, pour lui comme pour ses successeurs, ces complications, qui se produisaient du côté des organes internes, étaient dues au transfert de l'éruption, qui, disparaissant brusquement des parties primitivement envahies, apparaissait aussitôt sur un nouveau point. La théorie de la métastase, à l'aide de laquelle on prétendait expliquer l'apparition de ces accidents, régnait encore il y a quarante ans. Elle n'a plus aujourd'hui qu'un intérêt historique.

En 1835, Pidoux et Bayle (1) publient des cas d'érysipèle avec propagation à la glotte. En 1848, Lailler (2), pour la première fois, donne dans sa thèse inaugurale deux observations d'érysipèle interne par propagation ; il attribue les diverses manifestations qu'il avait observées à un même état général, à l'érysipèle. Dès ce moment la guerre était

---

(1) 1835. *Journal de médecine et de chirurgie.*
(2) 1846. Gubler, cité par Lailler, thèse Paris, 1848.

déclarée ; deux partis entrèrent en lutte : d'un côté les partisans de la
théorie de la métastase, de l'autre ceux qui, constatant la propagation
continue de l'érysipèle aux parties internes, voulurent y voir une maladie générale à localisation.

Ces observations ne tardèrent pas à se multiplier, et la théorie de la
métastase s'écroula bientôt, ruinée par l'évidence des faits.

Presque aussitôt s'édifiait une nouvelle théorie, que l'on pourrait
appeler la théorie de la répercussion. Nous aurons l'occasion de l'examiner dans la troisième partie de notre travail ; qu'il nous suffise de
dire que, malgré les nombreuses études auxquelles on se livrait à cette
époque sur l'érysipèle, ce n'est qu'en 1866 que Gubler (1) et Lediber-
der (2) rapportent la première observation précise d'endopéricardite
survenant dans le cours de l'érysipèle de la face.

Cependant, à une époque de beaucoup antérieure, Swebel (3) et
Thoinnet (4) avaient décrit des lésions du péricarde qu'ils avaient observées sur des sujets morts à la suite d'érysipèle chirurgical. Mais ces
faits, auxquels les observateurs eux-mêmes parurent n'attacher aucune importance, passèrent presque inaperçus et tombèrent dans le plus
profond oubli.

L'observation de Gubler constituait une véritable résurrection ; aussi
fut-elle accueillie avec défiance, et Martineau (5), qui la publia dans
sa thèse d'agrégation, ne la donna-t-il, en quelque sorte, que sous
toutes réserves. En vain, quelques mois après, M. Duroziez (6) publiait
de nouvelles observations de lésions cardiaques compliquant l'érysipèle de la face. Ces observations étaient incomplètes, les antécédents
des malades n'étant que très-imparfaitement signalés. De pareilles

(1) 1866. Cité par Martineau, thèse d'agrégation; Paris, 1866.
(2) 1866. *Bulletin de la Société anatomique*, pag. 500. ·
(3) 1835. Thèse de Strasbourg, n° 1103.
(4) Thèse de Paris, n° 186.
(5) 1866. *Loc. cit.*
(6) 1686. *Gazette des hôpitaux*, page 589, et *Archives de médecine*, octobre 1862.

bases ne pouvaient servir à édifier un complexus pathologique nouveau. Les attaques se multiplièrent (1) : on fit remonter la lésion cardiaque à une variole, à une scarlatine, à un rhumatisme ancien. On alla même jusqu'à la rattacher à quelque rhumatisme en préparation, et l'oubli se fit de nouveau sur ces faits, mais non plus pour longtemps.

En 1873, Jaccoud (2), qui avait particulièrement porté son attention sur ce point, formula, dans un article de la *Gazette*, quelques conclusions basées sur un certain nombre d'observations. L'année suivante, dans de nouvelles publications (3), il revenait sur le même sujet, et, cette fois, posait des conclusions parfaitement nettes et affirmatives.

Depuis cette époque, un grand nombre d'auteurs ont pu également recueillir des observations précises. Citons, entre autres, E. Besnier (4), Vidal, Gueneau de Mussy, etc... On trouvera d'ailleurs dans la thèse de Sevestre (5), en même temps que des indications bibliographiques utiles, un assez grand nombre d'observations parfaitement concluantes, dont quelques-unes empruntées à différents auteurs.

Nous ne chercherons pas à établir une statistique qui n'aurait assurément aucune valeur. Tous les cas observés n'ont certainement pas été publiés; et si l'on considère, d'autre part, que le plus grand nombre des médecins néglige d'ausculter les érysipélateux, on ne s'étonnera certainement pas que nous n'ayons trouvé dans nos recherches bibliographique qu'une quarantaine de cas d'érysipèle avec complication cardiaque.

Chacun sait que les lésions cardiaques se développent insidieusement, et que, par suite, il faut les chercher. Cette nécessité s'impose plus impérieusement encore, lorsqu'elles apparaissent dans le cours d'une maladie.

Avant de terminer ce rapide aperçu historique, il est, croyons-nous,

(1) M. Reynaud, *Nouveau Dictionnaire de médecine et de chirurgie pratiques.*
(2) *Gazette hebdomadaire*, juin.
(3) 1874. *Clinique de Lariboisière* et *Traité de pathologie interne.*
(4) 1873. *Union médicale.*
(5) 1874. Thèse Paris, n° 99.

indispensable de préciser le sens de certains mots qui ont été souvent prononcés, non-seulement dans le cours de la discussion sur l'érysipèle, mais encore et peut-être plus souvent à propos de maladies absolument différentes.

J.-P. Franck (1), dans son *Traité de médecine*, parle d'érysipèle interne et de phlogose érysipélateuse; on pourrait donc croire qu'il connaissait déjà les complications cardiaques de l'érysipèle, et cependant il n'en est rien. Bouillaud (2) lui-même, qui signale l'inflammation érysipélateuse de l'endocarde, les méconnaissait absolument. Et, en effet, la lecture de leurs observations prouve surabondamment que le mot d'*inflammation érysipélateuse* signifiait pour eux inflammation superficielle et mobile. Ne vont-ils pas jusqu'à décrire des cardites érysipélateuses chez des sujets qui n'avaient jamais été atteints d'érysipèle? Enfin tout le monde connaît la description faite par Trousseau (3) de ce qu'il appelle la pneumonie érysipélato-phlegmoneuse. Comme on le voit, le mot *érysipélateux* a pour ces auteurs un sens particulier, absolument différent de celui qui lui appartient en propre, et qu'il faut lui restituer sous peine de donner lieu à une confusion regrettable. Ce mot ne doit véritablement être appliqué qu'aux seules complications de l'érysipèle, et encore ne peut-il s'appliquer qu'à quelques-unes d'entre elles. Plus admissible et surtout moins dangereux nous paraît le mot d'*érysipèle interne*, sur lequel se sont élevées et s'élèvent encore tant de discussions. Si, en effet, comme nous l'espérons, nous démontrons que l'érisipèle est une maladie générale, infectieuse, nous ne voyons pas pourquoi on refuserait d'admettre avec nous un érysipèle du cœur, comme on admet une goutte viscérale, une syphilis et un rhumatisme cérébraux.

D'ailleurs, que l'on dise érysipèle du cœur ou endocardite, péricardite érysipélateuses, peu nous importe, et nous nous garderons de prendre part à une discussion qui nous paraît futile. Ce à quoi nous

(1) 1842. Tome Ier.
(2) 1841. *Traité clinique des maladies du cœur*.
(3) *Clinique médicale*, tom. I, pag. 884.

tenons seulement, c'est que l'on constate avec nous les complications cardiaques qui se présentent chez les érysipélateux, et qu'avec nous on les rattache à la maladie générale et infectieuse, à l'érysipèle.

Observation Irᵉ

Érysipèle de la face. — Péricardite avec léger épanchement. — Guérison.

James, militaire, âgé de vingt-deux ans, entré à l'hôtel-Dieu Saint-Éloi le 17 novembre 1879, est un homme d'un tempérament lymphatique, de moyenne complexion et qui paraît doué d'une bonne constitution. Pas d'antécédents héréditaires ; lui-même n'a jamais éprouvé que des indispositions passagères ; pas de rhumatisme.

13. —Céphalalgie, frissons.

14. —La céphalalgie persiste; malaise général, inappétence ; le malade s'alite.

15. —Au-dessus de l'aile gauche du nez, apparaît une rougeur peu intense et mal délimitée.

16. —La rougeur s'est étendue vers la partie supérieure et latérale du nez ; la paupière inférieure est tuméfiée ; céphalalgie intense, avec sensation de chaleur très-prononcée.

17. —Les paupières, considérablement œdématiées, recouvrent complétement le globe oculaire gauche. La rougeur s'est étendue de proche en proche à tout le côté gauche de la face.

Rien aux poumons. Du côté du cœur, on perçoit un léger bruit de frottement péricardique superficiel à l'origine des gros vaisseaux, principalement de l'artère pulmonaire.

Prescription : bouillon et vin. Tisane de chiendent, demi-litre, dans laquelle on a mis nitrate de potasse, 2 grammes. Poudre d'amidon sur les parties œdématiées.

18. —La rougeur et le gonflement ont gagné le côté droit, tout en persistant à gauche. L'arrière-gorge est un peu rouge. Le frottement

péricardique s'accentue, mais reste limité à l'origine des gros troncs. 84 pulsations, 36 respirations. Température : matin, 39°7; soir, 40°8.— Augmentation de l'acide urique dans les urines.

19.— Diminution du gonflement à gauche. 85 pulsations, 36 respirations. Température : matin, 40°; soir, 39°5.

20.—Commencement de desquamation à gauche. Légère épistaxis. 22 respirations, 86 pulsations. Température : matin, 39°; soir, 40°3. On remplace le nitre par 2 grammes de bicarbonate de soude.

21.— La rougeur s'étend sur la partie postérieure du cou, qui est douloureuse. La desquamation s'opère sur la face. L'auscultation révèle toujours un frottement péricardique; il est limité au niveau de l'origine des gros vaisseaux et ne coïncide pas avec le bruit du cœur, en sorte que le rythme présente le type dit *bruit de galop*. Il y a 28 respirations, 80 pulsations. Température : matin, 37°3; soir, 37°6.

22. — La desquamation continue dans les points primitivement envahis. La rougeur et le gonflement ont gagné la plus grande partie de la région postérieure du cou. 26 respirations, 75 pulsations. Température : matin, 39°4; soir, 37°7.

23.—Même état. 24 respirations, 70 pulsations. Température : matin, 37°7; soir, 37°8.

24.— L'auscultation du cœur révèle les symptômes suivants : légère exagération de la matité précordiale au niveau de la base ; affaiblissement des bruits du cœur. Le bruit de frottement ne se perçoit plus qu'en un point très-limité, au niveau de l'origine de l'artère pulmonaire. La desquamation à la face est à peu près terminée. 24 respirations, 65 pulsations. Température : matin, 37°6; soir, 39°8. La rougeur envahit la partie postérieure du cou.

25. — L'érysipèle s'est étendu à la partie postérieure et latérale gauche du thorax. Le premier bruit du cœur est sourd. L'appareil respiratoire est parfaitement sain. 24 respirations, Le pouls est à 60 ; il est dépressible.

Prescription. — Potion avec :

Extrait mou de quina. . . . . 3 grammes.

Sulfate neutre de quinine. . . . . .   1 gramme.

Acide tartrique . . . .   0,50 centigr.

Eau distillée . . . .   40 grammes.

à prendre en trois fois : neuf heures, onze heures et une heure.

Température : matin, 37°3 ; soir, 37°2.

26. — La fluxion érysipélateuse a considérablement diminué à la partie postérieure du tronc. Le malade a eu depuis la veille au soir trois selles liquides.

Mêmes prescriptions. Pouls à 65. Température : matin, 37° ; soir, 37°8.

27. — Température : matin, 36°4 ; soir, 36°5.

28. — La rougeur érysipélateuse a complétement disparu. Au niveau de l'orifice aortique, le premier bruit du cœur est à peine perceptible ; léger frottement au niveau de l'orifice pulmonaire. Température : matin, 36°1 ; soir, 36°. — Quinine réduite à 0,60 centigr.

1er décembre. — Etat général satisfaisant. Quinine réduite à 0,40 centigrammes. Apyrexie complète.

2. – Suspension de la quinine.

3. — Médecine noire.

5. — Le premier bruit au foyer aortique est encore sourd. Le bruit de frottement est à peine perceptible.

13. — Le frottement a complétement disparu, mais le premier bruit est encore un peu sourd.

20. — L'état du malade est très-satisfaisant. On constate la chute assez abondante des cheveux.

24. — Le premier bruit du cœur a presque complétement repris son état normal.

Le malade sort le 25, en parfait état de santé.

Observation II

Erysipèle de la face. — Endopéricardite. — Persistance du bruit de frottement

Le nommé Bense, vingt-deux ans, militaire au 122ᵉ de ligne, où il remplit les fonctions de cuisinier, entre le 1ᵉʳ février 1880 dans les salles de la clinique médicale. C'est un homme de forte complexion, de constitution robuste et de tempérament lymphatique. Pas d'antécédents héréditaires, pas de rhumatisme.

Le 30 janvier, vers midi, il éprouva d'assez violents frissons, durant l'espace de trois heures environ. Ces frissons furent remplacés immédiatement par une sensation de chaleur, à laquelle succédèrent des sueurs assez abondantes. En même temps le malade éprouvait un malaise général et des douleurs dans la région lombaire et derrière l'oreille gauche.

Le 31, les frissons se renouvellent à peu près à la même heure que la veille.

Le 1ᵉʳ février, ils se renouvellent encore. Température du soir, 40°,2.

Le 2, l'oreille gauche et les tissus ambiants sont rouges, luisants, gonflés, douloureux; le malade éprouve une douleur aiguë au-dessous du mamelon gauche et une céphalalgie assez forte, limitée à la moitié gauche du crâne; stupeur assez prononcée: soif intense, langue blanchâtre. Au niveau de l'orifice de l'artère pulmonaire, il existe au premier temps un bruit de souffle doux, se propageant dans la direction de l'artère.

Rien du côté des poumons. 36 respiations, 80 pulsations. Température: matin, 38°8; soir, 40°8.

Prescription : coton et taffetas gommé aux extrémités. Bicarbonate de soude, 2 grammes dans tisane de chiendent. Saupoudrer d'amidon les parties atteintes.

3. — On constate un léger bruit de frottement péricardique à la par-

tie moyenne de la région péricordiale. — Température : matin, 37°2 ;
soir, 38°.

4. — Engorgement très-notable des ganglions sous-maxillaires. La
rougeur envahit progressivement la moitié gauche de la face. — Température : matin, 39°; soir, 40°6.

5. — La paupière gauche, considérablement œdématiée, recouvre
complétement le globe oculaire. La rougeur a envahi tout le côté gauche et s'étend du côté droit. Frottements péricardiques à la partie supérieure de la région précordiale. La matité transversale du cœur
paraît un peu augmentée. — Température matin, 39°4; soir, 40°3.

Prescription : 4 grammes de bicarbonate de soude.

6. — Langue sale, rouge sur les bords. Diarrhée légère. L'érysipèle
progresse lentement.

Prescription : un vésicatoire camphré à la partie interne de la cuisse.
Température : matin, 39°7; soir, 40°1.

7. — Le frottement péricardique est très-accentué. — Température :
matin, 39°2; soir, 39°5.

8. — Le côté droit de la face est considérablement œdématié ; à
gauche, la fluxion s'atténue. — Température : matin, 39°; soir, 40°4.

9. — L'œdème est devenu énorme. La tension et la rougeur des
tissus sont modérées; on constate à l'émergence des gros vaisseaux, au
moment de la diastole, un bruit de frottement très-accentué. — Température : matin, 38°7; soir, 40°4.

Prescription : suspendre le bicarbonate de soude. Vin de quinquina,
40 grammes.

10. — Température : matin, 37°4; soir, 39°5.

11. — L'œdème a notablement diminué. Température : matin, 38°2;
soir, 38°1.

12. — Température : matin : 36°9; soir, 38°1. — Les bruits du cœur
sont un peu sourds, les frottements ont diminué. Le pouls est rare,
petit, dépressible, un peu irrégulier.

13. — Température : 37°5; soir, 40°4. L'œdème de la face a presque

complétement disparu, la desquamation commence. État général bon. Selles régulières.

,. 14. —Nouvelle poussée érysipélateuse autour de l'œil gauche; la paupière inférieure est tuméfiée. Température: matin, 36°; soir, 40°8.

Prescription. — Potion avec:

Résine de quinquina. . . . . 2 grammes.
Carbonate de potasse. . . . . 1 gramme.
Sulfate de quinine . . . . 0,50 centigr.
Acide tartrique. . . . . 0,25 —
Infusion de café . . . . 60 grammes.

15. —Température : matin, 36°; soir, 40$_o$8.

16. —Encore un peu d'œdème autour de l'œil gauche. Température: matin, 36°6; soir, 36$_o$6.

17. —Température: matin, 36°2; soir, 37°2.

18. —Température : matin, 36°5 ; soir ; 36°4.

19. —Apyrexie complète. L'érysipèle a complètement disparu.

20. — Les frottements sont redevenus très-nets, et en même temps les bruits du cœur paraissent plus clairs.

Prescription : médecine noire.

La convalescence s'affirme franchement. L'état général s'améliore rapidement.

4 mars. — Le malade s'aperçoit que ses cheveux tombent; et, en effet, il existe sur le cuir chevelu un certain nombre d'îlots presque complétement dépouillés.

Le 9, jour de la sortie du malade, les frottements péricardiques, quoique considérablement atténués, peuvent encore se percevoir sur un point limité, qui correspond à l'émergence de l'artère pulmonaire. Les bruits du cœur ont d'ailleurs à peu près complétement repris leur timbre normal. Le pouls est bon et l'état général très-satisfaisant.

Observation III

Érysipèle de la face. — Endocardite. — Guérison.

G. J., enfant de troupe, âgé de treize ans, entre le 27 octobre 1880. Tempérament lymphatique, facies scrofuleux, constitution délicate, presque débile. Pas d'antécédents rhumatismaux, ni héréditaires, ni personnels ; pas d'essoufflement pendant l'ascension ou une marche précipitée ; n'a jamais rien eu du côté du cœur. La rougeur érysipélateuse s'est développée il y a trois jours, au pourtour de la narine gauche, qui était le siége d'un écoulement chronique.

A son entrée, la face tout entière est rouge, tuméfiée, douloureuse à la pression ; les paupières, considérablement œdématiées, recouvrent complétement les globes oculaires. Sur les limites de l'inflammation, il existe un relief très-net, séparant les parties saines des parties envahies. Langue saburrale, râpeuse et brunâtre au milieu ; douleurs dans les membres inférieurs ; chaleur très-vive. Pouls à 138.

L'auscultation du cœur révèle un bruit de souffle râpeux, très-limité, ayant son maximum à la pointe. Les battements cardiaques sont précipités. Rien aux poumons.

Prescription : bouillon, limonade citrique, 25 grammes de tartrate de soude. Application sur la face de pommade camphrée. Potion avec 0,50 centigr. de chloral. Température : matin, 40°1 ; soir, 41°3.

28. — Délire pendant la nuit. Pouls à 130. Le souffle systolique de la pointe est très-accentué. L'érysipèle s'est étendu jusqu'à la naissance des cheveux, mais sans envahir le cuir chevelu. Température : matin, 39°3.

Dans la journée, le délire disparaît. Deux selles abondantes. Température du soir, 40°. Même traitement.

29. — A reposé pendant la nuit. Sur le matin, le délire s'est reproduit ; a eu une selle involontaire ; langue dépouillée. L'inflammation érysipélateuse est en voie de décroissance. Température : matin, 38°5 ; soir, 39°9. Pouls à 120. — Le délire persiste pendant la journée.

Même traitement. Demi-verre eau de Vichy.

30. — La nuit a été assez bonne, mais le délire se maintient. Langue humide, selles abondantes. La rougeur et le gonflement ont considérablement diminué; chaleur vive, mais moite. Pouls à 115. Température: matin, 37∘6. — Soupe et bouillon. Même traitement.

Le soir, la chaleur à la peau s'accentue notablement. Température, 39∘7. Le bruit de souffle est devenu doux.

31. — Plus de rougeur ni de gonflement; le malade se trouve bien. Selles abondantes et nombreuses depuis la veille. Commencement de desquamation. Pouls à 105. Température : matin, 36∘5. Le pouls à 95. Température : soir, 37∘2.

Prescription : soupe et côtelette.

1er novembre. — Même état toujours satisfaisant; appétit revenu. Le petit malade demande à se lever. Température : matin, 36∘3 ; soir, 38∘8.

Prescription : une tasse décoction de quina.

Le lendemain à la visite, le malade est levé ; il se sent très-bien. Le bruit de souffle cardiaque a complétement disparu.

Observation IV
Érysipèle de la face. —Myocardite. —Mort.

A. B..., sapeur au 2e génie, vingt-quatre ans. Tempérament lymphatique, constitution robuste ; pas d'antécédents héréditaires pathologiques, pas de fièvres intermittentes. Il existe chez ce malade une très-grande prédisposition à la réalisation d'accidents nerveux. Plusieurs fois déjà il a été atteint d'érysipèle de la face. L'évolution de la maladie a été toujours régulière et paraît n'avoir été troublée par aucune complication ; n'a jamais eu de rhumatisme.

Dans les premiers jours de janvier 1879, à son retour d'Afrique, après de grandes fatigues, il est de nouveau atteint d'un érysipèle, qui débute par l'oreille gauche. Le jour de son entrée, troisième jour de la maladie, l'érysipèle a envahi la plus grande partie du côté gauche de la face, sans s'étendre en arrière de l'oreille. Les tissus sont rouges, luisants, tuméfiés, très-douloureux à la pression. Le malade est dans un état d'affaissement assez prononcé. Le pouls est tendu, les battements du cœur sont énergiques, mais on ne constate ni souffle, ni frottement. Température: matin, 38°3; soir, 39°6.

Le lendemain, 4ᵉ jour de la maladie, l'érysipèle a envahi tout le côté gauche; la chaleur de la peau est très-vive. Le malade, plongé dans la torpeur, prononce de temps en temps quelques paroles incohérentes. Les battements du cœur sont tumultueux. Le pouls, plein et bondissant, présente quelques irrégularités. — Température: matin, 39°2; soir, 40°3.

5ᵉ jour. — L'éruption a envahi la joue droite, sans abandonner le côté gauche ; les symptômes d'adynamie s'accentuent. Les battements du cœur sont moins tumultueux et paraissent moins nets que la veille. Température : matin, 39°4; soir, 40°8.

6ᵉ jour. — La face, tout entière envahie, semble recouverte d'un masque rouge luisant, sur lequel les paupières, fortement œdématiées, forment un relief considérable.

Le délire s'accentue; les battements du cœur sont manifestement sourds et même intermittents. Les bruits ne sont plus aussi nets et paraissent soufflés. Température : matin, 40° ; soir, 41°2.

7ᵉ jour. — Le délire persiste. Les battements du cœur deviennent de plus en plus sourds; le pouls est fréquent, petit, dépressible, irrégulier. Température : matin, 39°6 ; soir, 40°7.

8ᵉ jour. — La rougeur et le gonflement ont notablement diminué ; il semble que la maladie soit enfin en voie de décroissance, lorsque tout d'un coup, le malade, essayant de se soulever pour prendre du bouillon, retombe sur son lit comme frappé subitement et expire. Quelques instants avant, le thermomètre avait indiqué 39°5. L'autopsie ne révéla de lésion que du côté de l'organe de la circulation; le cœur, mou et flasque, s'affaissait comme l'eût fait une vessie pleine d'eau ; le muscle cardiaque, devenu friable, présentait à la coupe un aspect granuleux et une coloration jaune pâle très-nette.

3

Observation V

Erysipèle de la face. — Endocardite. — Guérison.

Jules Allanché, quarante-huit ans, entré le 12 janvier 1880, salle St-Vincent, n° 6. Forte complexion, bonne constitution, tempérament lymphatique; pas d'alcoolisme, pas de syphilis, pas d'antécédents rhumatismaux, soit personnels, soit héréditaires, Le malade n'a jamais eu de palpitations.

A trente ans, sciatique gauche survenue à la suite d'une exposition prolongée à un froid humide, et dont le malade ne fut débarrassé que trois ans après.

A quarante ans, phlegmon diffus de la jambe droite, qui nécessita un séjour de six mois à l'hôpital.

8.— Le malade éprouve plusieurs frissons, et bientôt après une sensation vague de malaise général, qui s'accentue assez rapidement.

9. — Céphalalgie, inappétence, sensation de brisement dans les membres.

10.— Apparition de la rougeur érysipélateuse autour de l'œil droit. La paupière supérieure est plus particulièrement envahie.

11.— Douleur dans l'arrière-gorge, tuméfaction des glandes sous-maxillaires. L'éruption s'étend progressivement, mais en descendant vers la partie inférieure de la face.

12.— Les deux côtés de la figure sont envahis par l'éruption; la rougeur n'est pas très-intense, la douleur est médiocre, la tuméfaction assez peu marquée, si ce n'est aux paupières, qui sont fortement œdématiées.

Langue sèche, inappétence, céphalalgie, constipation. — Température: matin, 38°5; soir, 39°8. Les poumons sont sains, mais il n'en est pas de même du cœur. On constate à la pointe un bruit de souffle doux au premier temps, avec renforcement du second bruit.

13.— L'éruption progresse toujours, sans s'atténuer sensiblement, sur les parties primitivement envahies. Le bruit de souffle est moins doux, le renforcement du second bruit s'accentue.— Température : matin, 39°3 ; soir, 38°4.

14.— Le côté droit se dégage; toutefois la tuméfaction des paupières de l'œil droit est encore considérable. — Même état général.

Le malade a eu deux selles abondantes dans la matinée. Température : matin, 38° ; soir, 37°,5.

15.— La joue droite est le siége d'une desquamation bien nette; l'éruption pâlit et disparaît progressivement dans le côté gauche. Le bruit de souffle est moins accentué, mais le renforcement du second bruit persiste. Température : matin, 37°6; soir, 37°8.

17.—L'éruption a complétement disparu ; la desquamation n'est pas encore terminée sur le côté gauche du visage.

Le bruit de souffle est à peine perceptible ; le renforcement du second bruit s'est très-notablement atténué.

Du côté des poumons on constate des râles sibilants et des rhoncus généralisés.— Il y a de la toux sans expectoration.

L'appétit reparaît, l'état général est assez satisfaisant ; apyrexie complète.

19.— Les bruits du cœur ont repris leur timbre normal.

On constate du côté des poumons des râles crépitants à la base et des rhoncus à la partie supérieure.

Les jours suivants, les signes de la pneumonie s'accentuent ; le malade est soumis à un traitement approprié.

Il entre en convalescence huit à dix jours plus tard et sort le 4 février, entièrement rétabli.

Durant le cours de sa pneumonie, qui fut d'ailleurs assez bénigne, on ne constate aucun trouble du côté du cœur.

Le jour de sa sortie, on put de nouveau se convaincre que les fonctions du cœur étaient intactes.

DISCUSSION

Notre premier soin doit être de justifier le diagnostic porté dans nos observations. Certes, la chose n'est pas difficile.

Dans la première observation, nous voyons la péricardite se traduire par un bruit de frottement parfaitement net : premier degré, péricardite sèche ; puis, peu à peu, le bruit du cœur devient sourd, la zone de la matité précordiale augmente, et en même temps les frottements diminuent, jusqu'à n'être plus perçus qu'en un point très-limité.

Second degré : *période d'exsudation.* — Enfin la réapparition progressive des bruits du cœur avec leur timbre normal, et la disparition du bruit de frottement, témoignent de la complète résorption des produits néoplasiques.

Ces mêmes signes se retrouvent et dans le même ordre, chez le malade qui fait l'objet de notre observation n° 2; seulement il s'y joint, dès le début, un bruit de souffle qui, quoique doux, nous paraît devoir être attribué à une endocardite, à cause de sa propagation dans la direction des grosses artères. Mais, ici, la *restitutio ad integrum* ne s'est pas effectuée, car, au moment de la sortie du malade, trente-cinq jours après le début des accidents, on constate encore le bruit de frottement. Ce serait, sans doute, trop s'avancer que d'affirmer le passage de la péricardite à l'état chronique, ou la production de quelque lésion irréparable ; mais il n'en est pas moins vrai que l'issue du conflit est restée douteuse.

Le bruit de souffle râpeux avec maximum à la pointe, que nous avons noté chez notre troisième malade, et sa disparition progressive, nous paraissent établir jusqu'à l'évidence l'existence et la guérison de l'endocardite.

Quant à notre quatrième observation, nous ne pensons [pas] [qu'on veuille en discuter le diagnostic. Nous nous abstiendrons de rappeler les symptômes si graves de présomption qui ont été notés ; il suffit d'avoir, en quelque sorte, entre les mains le corps du délit.

Le diagnostic de notre cinquième observation ne nous paraît pas non plus discutable : le bruit de souffle limité à la pointe, avec renforcement de second bruit, l'époque de son apparition et sa disparition, ne nous semblent laisser aucun doute sur l'existence d'une endocardite légère.

Ainsi, pas de doute possible sur l'existence des lésions cardiaques. Mais, nous dira-t-on, de ce que les lésions se sont développées dans le cours de l'érysipèle, il ne s'ensuit pas qu'elles doivent y être rattachées.

Certes, si l'on nous mettait en présence d'un érysipélateux atteint de lésions cardiaques, nous nous garderions bien d'affirmer [de prime abord que les deux maladies se rattachent à une même cause. Mais si, après avoir consulté les antécédents du malade, soit héréditaires, soit personnels, nous ne constations ni rhumatisme, ni variole, ni scarlatine, ni aucune autre maladie à laquelle puisse se rattacher la lésion cardiaque, n'aurions, nous pas de sérieuses raisons pour voir entre les deux maladies une étroite relation ? Les présomptions ne deviendraient-elles pas plus sérieuses encore s'il était prouvé qu'avant le début de l'érysipèle, le malade n'était affecté d'aucune lésion cardiaque ?

Mais ce n'est pas tout : observez la date d'apparition des troubles du cœur, suivez-en l'évolution, vous les verrez se développer, persister et disparaître avec ce qu'on appelle la maladie première, et qui n'est que la première manifestation de la maladie. Cette corrélation est si étroite et si franche, qu'on a pu, dans un cas, porter le diagnostic, vérifié à l'autopsie, d'endocardite aiguë entée sur une lésion chronique du cœur. Et maintenant, si vous constatez la fréquence relative de ces manifestations, loin d'y voir le résultat d'une coïncidence au moins étrange, vous reconnaîtrez qu'elles se rattachent à l'érysipèle, et qu'il existe entre elles et l'érysipèle une relation de cause à effet.

Un certain nombre de médecins ont édifié une théorie particulière en vue d'expliquer l'apparition des complications cardiaques de l'érysipèle : c'est la théorie de la répercussion, à laquelle nous avons fait allusion dans la première partie de notre travail.

Pour eux, les lésions viscérales ne seraient qu'un effet à distance de l'éruption cutanée; elles se produiraient par le même mécanisme que celles que l'on observe à la suite de vastes brûlures. Mais, si l'on admet que certaines lésions (reins) soient, dans le cas de brûlure, dues à la suppléance par ces organes des fonctions de la peau entravées ou abolies, l'explication n'est plus admissible pour le cœur. Elle n'est, d'ailleurs, vraisemblable que pour le cas de brûlures étendues et ne saurait s'appliquer à l'érysipèle, qui est généralement limité, et qui, quand il s'étend, disparaît à mesure des points primitivement envahis.

L'idée d'un choc subi par le système nerveux, en raison de l'intensité de la douleur, n'est guère plus admissible; les douleurs de l'érysipèle sont rarement aussi violentes que celles qui accompagnent certaines brûlures étendues.

L'action réflexe, les embolies capillaires, le reflux du sang vers les organes internes, ne peuvent davantage expliquer les diverses complications de l'érysipèle.

D'ailleurs, toutes ces explications tombent devant ce fait, que la lésion viscérale peut n'apparaître qu'après l'éruption; que même, ce qui est plus inexplicable encore, elle peut la précéder. Si les manifestations cardiaques se rattachaient réellement à l'exanthème, elles ne devraient pas seulement avoir avec lui des rapports chronologiques, pour ainsi dire mathématiques, elles devraient encore présenter avec lui des rapports d'intensité. Mais il n'en est rien. Tous les auteurs qui se sont occupés de la question s'accordent à dire qu'il n'existe aucune relation entre l'étendue de l'érysipèle et les lésions viscérales.

Tel malade atteint d'une éruption bénigne sera frappé au cœur ; tel autre, avec une éruption considérable, guérira rapidement et sans complications.

La théorie de la répercussion n'a donc pas plus de valeur que la théorie de la métastase.

Y a-t-il dans l'évolution des troubles cardiaques et de l'érysipèle un synchronisme aussi parfait que nous l'avons dit ci-dessus? Non; mais ce quasi-défaut de perfection n'atténue en rien la valeur des arguments que nous avons édifiés. Que la lésion cardiaque précède d'un jour, comme cela s'est vu, ou qu'elle soit en retard de quarante-huit heures sur la date d'apparition de l'exanthème; qu'elle ne disparaisse qu'après lui ou même qu'elle ne disparaisse pas, leurs relations ne sont pas moins évidentes, et les amateurs de coïncidences n'auront pas pour cela plus beau jeu.

Quant à nous, nous y voyons un argument de plus à l'appui de cette théorie, que l'érysipèle est une maladie générale. Et, à ce propos, nous ne saurions nous empêcher de rapprocher l'apparition des lésions cardiaques dans l'érysipèle de celle des mêmes lésions dans le rhumatisme. N'a-t-on pas vu, dans un cas, l'endocardite précéder de douze jours le rhumatisme, dont elle dépendait?

Nature de l'érysipèle. — L'érysipèle est une maladie générale, infectieuse; nous ajouterons qu'elle doit être assimilée aux fièvres éruptives. A l'appui de cette opinion, qui est de plus en plus généralement admise, nous ferons valoir des arguments puisés à diverses sources. Mais, d'abord, examinons la valeur de ceux qu'en donnent ses adversaires.

Béhier, pour qui « l'érysipèle ne saurait être considéré comme une fièvre exanthématique au même titre que la variole et la rougeole », base son opinion sur trois points essentiels.

1° La lésion traumatique, exorde presque obligé de tout érysipèle, exclut l'idée d'une maladie générale.

Presque obligé, dit Béhier! L'aveu est précieux et a dû lui coûter. Ce mot malheureux nous paraît atténuer considérablement la portée de l'argument. Aussi ne nous attarderons-nous pas à citer les noms des médecins pour qui l'érosion superficielle n'est pas presque obligée.

Ce serait discuter sur une question de degré de fréquence, et nous estimons qu'il est des questions à propos desquelles une observation négative contre-balance toutes les observations positives, où, pour retourner le proverbe, l'exception infirme la règle.

D'ailleurs, pour prouver combien cet argument a peu de valeur, admettons, comme le veulent certains médecins, que l'érysipèle médical se développe toujours autour de quelque écorchure invisible. Dès lors, l'érysipèle médical et l'érysipèle chirurgical ne forment plus qu'une seule et même maladie, dépendant de la même cause, engendrée par le même agent. Cet agent, quel est-il ? Tout le monde admet, croyons-nous, que c'est un virus ou un miasme. Or, qui dit maladie virulente, maladie miasmatique, dit maladie générale, infectieuse et presque toujours contagieuse.

2° Le défaut d'influence de la constitution médicale sur l'érysipèle et ses formes exclut l'idée de maladie générale.

Ici encore, nouvel aveu, nouvelle restriction. Béhier admet le rôle de l'individualité dans la variole et les autres maladies générales. Il a certes raison ; mais il n'eût pas moins été dans le vrai s'il avait admis aussi l'influence de la constitution médicale. Ne voit-on pas la variole, la rougeole, suivant les saisons, tantôt présenter simplement un caractère franchement inflammatoire, tantôt s'accompagner d'un état bilieux ou même catarrhal assez marqué ? Cette influence est bien autrement manifeste sur la fièvre typhoïde, à laquelle Béhier ne refuserait certainement pas une place au rang des maladies générales.

3° L'épidémicité ne prouve pas plus une maladie générale que la multiplicité des pneumonies, à certaines époques, ne prouve son épidémicité et n'en fait une véritable pyrexie.

Cette fois, l'argument est absolument spécieux, mais il n'a pas plus de valeur que les autres. L'opposition établie par Béhier ne nous paraît aucunement admissible. Nous ne nous arrêterons pas à prouver que la pneumonie a quelquefois paru sous forme épidémique (1) dans des armées en campagne (pneumonie maligne, 1709-1753). Nous rappellerons seulement que toutes les maladies franchement épidémiques sont des maladies générales.

(1) A. Castan, *Cours de pathologie interne professé à la Faculté*, 1879-1880.

Béhier oublie d'ailleurs volontiers de citer le caractère le plus concluant : la contagiosité. Cette contagiosité est aujourd'hui presque universellement admise. Les preuves qu'on en a données sont nombreuses et indiscutables (1).

Il n'est pas aisé, comme on le voit, de prouver que l'érysipèle n'est pas une maladie générale ; mais, en revanche, les preuves contraires directes abondent, et elles vont singulièrement faciliter notre tâche. Établir la parfaite analogie qui existe entre l'érysipèle et les fièvres éruptives, c'est démontrer assurément que l'érysipèle est une maladie générale. L'évolution comparée de ces maladies nous fournira nos principaux arguments.

Etiologie. — On admet aujourd'hui de plus en plus que l'érysipèle est, comme la variole, une maladie miasmatique, infectieuse. N'est-elle pas, comme elle, épidémique et contagieuse ? N'a-t-on pas trouvé dans le sang des érysipélateux ces mêmes organismes (bactéries) que l'on a depuis longtemps rencontrés dans le sang des varioleux ?

Incubation. — La période d'incubation des fièvres éruptives est bien connue ; mais le plus grand nombre des auteurs classiques n'en décrit pas dans l'érysipèle. Pour eux, la maladie débute brusquement. Il est vraiment étrange que l'on méconnaisse ainsi un fait d'observation quotidienne.

L'érysipèle a une période d'incubation ; il suffit de lire quelques-uns des cas de contagion que l'on a publiés, pour s'assurer que la maladie ne s'est développée qu'un certain temps après son importation dans un milieu nouveau.

Invasion. — La période d'invasion de l'érysipèle ressemble en tout point à celle des fièvres éruptives. Nous y trouvons les frissons violents alternant avec des bouffées de chaleur, la céphalalgie, l'inappé-

(1) Trousseau, *Clinique médicale,* t, I, p. 239. — Labbé, thèse Paris, 1858, n° 168.

tence, une sensation de malaise général, des nausées, parfois même des douleurs dans la région lombaire (observation n° 2); rien ne manque, on le voit, au tableau symptomatique initial des fièvres éruptives.

Symptomatologie. — Comme pour les fièvres éruptives, les symptômes de l'érysipèle peuvent se diviser en deux groupes:

1° Des phénomènes généraux, dépendant de la maladie générale, de l'état septique;

2° Des phénomènes locaux inflammatoires, dus à l'éruption cutanée.

Aux premiers se rattachent la fièvre, qui précède généralement l'exanthème et tombe assez souvent avant sa disparition, et cet ensemble de symptômes généraux, si remarquables dans les cas graves, qui témoigne d'une atteinte profonde de l'économie.

Aux seconds se rattachent la chaleur, la rougeur et le gonflement, symptômes communs à toute inflammation et qui jouent ici un rôle absolument secondaire. Nous n'en voulons pour preuve que l'insuccès complet des antiphlogistiques.

Ainsi donc, l'érysipèle se développe, éclate et évolue comme les fièvres éruptives. La marche de la température est à peu près la même, la durée diffère peu, et il n'est pas jusqu'aux complications qui ne leur soient communes.

Si nous passons en revue les diverses complications des fièvres éruptives, il ne nous sera pas difficile de constater que la plupart, sinon toutes, peuvent également se présenter dans le cours de l'érysipèle.

Prenons par exemple la fièvre typhoïde, qui, quoique n'étant pas une fièvre éruptive, peut à juste titre être considérée comme le type des fièvres essentielles.

Nous trouvons dans la nomenclature assurément fort longue de ses complications, l'albuminurie, la pleurésie, la pneumonie, la méningite, des abcès, des adénites, des myosites suppuratives, des lésions cardiaques, etc.

Il n'est pas une complication qui n'ait été observée dans le cours de l'érysipèle, avec un degré de fréquence variable.

Teissier et Laveran admettent la néphrite parmi les complications possibles de l'érysipèle, et Guéneau de Mussy a cité une observation d'érysipèle avec albuminurie. La pneumonie, la pleurésie, la méningite, sont admises par tous les auteurs. Quant aux adénites et aux abcès, ils sont loin d'être rares, et nous avons actuellement l'occasion d'observer chaque jour, dans le service de M. le professeur Combal, un malade atteint d'abcès au cou, à la suite d'érysipèle de la face.

Les myosites ou dégénérescences n'ont pas été, que nous sachions, signalées par les auteurs parmi les complications possibles de l'érysipèle. Il faut toutefois faire exception pour la dégénérescence du muscle cardiaque. On comprendra que la dégénérescence des muscles décrite par Zenker, dans la dothiénentérie, n'ait jamais été constatée dans l'érysipèle, si on tient compte de sa courte durée.

Qui sait si d'autre part on ne pourrait pas expliquer l'altération isolée du muscle cardiaque par son contact immédiat avec le sang, par son exposition plus directe à l'influence dénutritive du principe infectieux du sang, et d'une plus grande quantité de ce principe. Les lésions cardiaques se rencontrent aussi bien dans l'érysipèle que dans la dothiénentérie.

Enfin, nous devons insister sur ce point, que l'érysipèle lui-même vient parfois compliquer la fièvre typhoïde. Nous nous garderons bien de dire qu'il apparaît alors parce qu'il trouve dans l'état général du malade, et particulièrement dans l'état infectieux du sang, des conditions éminemment propres à son développement. Ce serait commettre une pétition de principe, puisque nous voulons précisément démontrer que l'érysipèle est une maladie générale, infectieuse et miasmatique ; nous nous contenterons de signaler ce fait, qui a certainement son importance.

Si, maintenant, nous constatons que les diverses complications que nous venons de passer en revue se retrouvent pour la plupart dans les fièvres éruptives, nous serons bien obligé de reconnaître les relations intimes qui unissent celles-ci à l'érysipèle et à la dothiénentérie.

Nous ne saurions terminer ce chapitre de la nature de l'érysipèle sans attirer l'attention sur l'analogie qui existe entre cette affection et l'affection rhumatismale.

Nous avons eu l'occasion d'examiner simultanément, dans les salles de la clinique médicale, un assez grand nombre de rhumatisants et d'érysipélateux ; presque tous furent affectés de lésions cardiaques, généralement passagères, et nous nous rappelons avec quelle insistance M. le professeur Grasset, alors chargé du service, attira l'attention des élèves sur ce fait, dont l'importance n'avait pu lui échapper. Pour nous comme pour lui, il y a là une preuve de plus à l'appui de l'opinion que nous défendons, à savoir que l'érysipèle n'est pas une simple inflammation locale, mais une maladie *totius substantiæ*. Nous nous sommes efforcé de mettre en lumière les liens de parenté qui unissent l'érysipèle aux fièvres éruptives ; il nous faut donc conclure, et fixer à l'érysipèle la place qui lui convient dans le cadre nosologique. Malheureusement, ici comme sur bien d'autres points, l'imperfection de nos classifications rend la tâche difficile ou même impossible. Ce serait, croyons-nous, forcer l'analogie que de ranger l'érysipèle parmi les fièvres éruptives ; il y a entre lui et elles des différences essentielles qui ont été déjà signalées (1), et qui peuvent se résumer ainsi : 1° l'éruption érysipélateuse n'est nullement critique de la fièvre ; 2° l'évolution de l'érysipèle ne saurait être aussi exactement précisée que celle des fièvres éruptives ; 3° tandis que les fièvres éruptives ne récidivent presque jamais, une première atteinte d'érysipèle crée, en quelque sorte, une espèce d'habitude morbide.

Nous nous contenterons donc de placer l'érysipèle tout à côté des fièvres éruptives, sans l'assimiler complétement à elles. La nature est bien autrement riche en espèces morbides que la meilleure de nos classifications ; les formes de transition sont multipliées à l'infini, et c'est pourquoi nous ne pouvons pas songer à avoir des cadres nosologiques parfaitement distincts.

(1) Castan, *Traité élémentaire des fièvres.*

De la myocardite. — La myocardite, dont notre observation offre un remarquable exemple, est la plus rare des complications cardiaques de l'érysipèle. Elle n'est connue que depuis peu, et c'est à Ponfick (1) et Hayem (2) que l'on doit les premières observations d'altération des fibres cardiaques.

Nous ne chercherons pas à savoir s'il y a réellement myocardite ou bien dégénérescence simple. Jaccoud lui-même admet qu'il peut se produire dans certains cas une dégénérescence graisseuse aiguë, difficile à séparer de la myocardite. Nous ne voulons retenir qu'une chose c'est la gravité de la lésion; quelle qu'elle soit, c'est le danger très-prochain d'une asystolie.

Malheureusement, l'altération des fibres cardiaques est difficile à diagnostiquer pendant la vie. MM. Desnos et Huchard (3) ont décrit dans la myocardite varioleuse un souffle avec des caractères particuliers. Ce souffle, dont on pourrait, par analogie, admettre l'existence dans la myocardite érysipélateuse, n'y a pas, croyons-nous, été constaté. Les seules présomptions que nous puissions avoir nous sont fournies par l'état du pouls et les battements du cœur.

C'est grâce à l'apparition de ces divers signes que l'on put, chez notre malade, prévoir la terminaison rapidement fatale qui devait se produire.

On a beaucoup discuté et on discute encore sur les causes de la mort subite dans la fièvre typhoïde et dans les fièvres éruptives. Nous n'entrerons pas dans cette discussion, qui nous éloignerait de notre sujet ; nous nous contenterons d'émettre l'avis que la myocardite peut, à juste titre, revendiquer une large part de ces dénoûments subits.

A quoi est due la myocardite érysipélateuse? Faut-il la considérer comme une lésion purement inflammatoire, ou faut-il plutôt n'y voir qu'une dégénérescence analogue à celle qu'on observe dans certaines

(1) *Deutsch Klinik,* 1867.
(2) *Archives physiologiques,* 1870.
(3) *Union médicale,* 1870.

intoxications ? Nous avons déjà vu que la distinction entre la myocardite et la dégénérescence est difficile à établir, et, quant à nous, nous croyons devoir attribuer l'altération des fibres cardiaques à une véritable intoxication, due elle-même à l'infection du sang. A ce point de vue, la myocardite érysipélateuse nous paraît entièrement assimilable à celle que l'on observe dans le cours de la fièvre typhoïde ou des fièvres éruptives.

Jaccoud, cependant, n'admet pas cette pathogénie : « La myocardite n'est plus, dit-il, une véritable détermination de l'érysipèle. Elle est le résultat direct de l'élévation excessive de la température ; c'est une myosite par hyperthermie. » Nous ignorons s'il y a réellement eu hyperthermie dans les divers cas de myosite qui ont été publiés ; mais nous ne pouvons nous empêcher de remarquer que la myocardite a souvent coïncidé, dans la dothiénentérie, avec une élévation thermique moyenne, et que, d'autre part, il existe des cas d'hyperthermie considérable sans myocardite.

Il n'y a donc pas de relation directe entre l'élévation de la température et les lésions du myocarde. Nous n'en conclurons pas que l'élévation excessive de la température ne soit pour rien dans l'apparition de ces accidents, mais nous ne lui assignons qu'une influence secondaire. Au premier rang et bien avant elle, nous plaçons l'état d'infectiosité du sang. Du reste, on a pu, en dehors de toute élévation thermique simplement considérable, constater dans certaines maladies (pyohémie, infection puerpérale) des lésions du myocarde qu'on ne peut véritablement rattacher qu'à une intoxication.

Le petit nombre d'observations que nous avons pu recueillir ne nous permet évidemment pas d'établir le degré de fréquence des diverses lésions cardiaques, ni l'époque de leur apparition ou de leur disparition. Nous ne pouvions fixer notre opinion sur ce point qu'en consultant et comparant les diverses opérations publiées jusqu'à ce jour. C'est ainsi que nous avons constaté que l'endocardite est un peu plus fréquente que la péricardite ; que ces deux lésions coexistent fréquemment, et qu'enfin la myocardite est fort heureusement exceptionnelle. En ce qui concerne le degré de fréquence des lésions cardiaques en général; nous ne saurions davantage poser de règle précise.

M. le professeur agrégé Carrieu (1) a attiré l'attention sur la fréquence de ces lésions dans une épidémie d'érysipèle qu'il eut l'occasion d'observer pendant les mois de mars, avril et mai de l'année 1877. On a pu, d'autre part, observer des épidémies remarquables par la rareté de ces complications. On doit donc ici, comme pour bien d'autres questions, tenir grand compte du génie de la maladie suivant les saisons et les épidémies.

Sur 10 cas d'érysipèle que nous avons eu l'occasion de suivre, nous avons pu constater quatre fois des lésions cardiaques parfaitement nettes. Il faudrait renchérir sur le rapport de deux sur dix, indiqué par Sevestre et accepté par M. Carrieu. Mais, comme nos observations sont trop peu nombreuses pour être concluantes, nous préférons adopter le chiffre fixé par ces auteurs, car il résulte d'une statistique portant sur un nombre d'observations relativement considérable.

Même indécision en ce qui concerne l'époque du début des lésions cardiaques.

Chez le premier de nos malades, le début remonte au cinquième jour de la maladie et au deuxième jour de l'éruption. Dans notre observation n° 2, le bruit de souffle existe à l'arrivée du malade, au troisième jour de la maladie, et paraît au moins coïncider avec l'apparition de l'éruption. Notre observation n° 3 ne nous fournit aucune donnée précise, puisque les bruits anormaux existaient à l'arrivée du malade, et il en est de même de notre quatrième malade, chez lequel les signes physiques et fonctionnels ont été trop peu précis pour qu'il nous soit possible de fixer, même approximativement, le début de la maladie. Quant au sujet de l'observation n° 5, il avait un bruit de souffle au moment de son entrée, le cinquième jour de la maladie, et tout porte à croire que le bruit remontait déjà à plusieurs jours.

Si nous consultons les diverses observations des auteurs, nous con-

---

(1) *Gazette hebdomadaire de Montpellier*, février et mars 1880.

statons encore de très-grandes variétés. Dans le plus grand nombre
des cas, le début remonte au troisième ou au quatrième jour; mais on a
vu assez souvent la lésion se produire dans les vingt-quatre heures ;
certains faits autorisent même à admettre qu'elle peut précéder l'éruption. Tel paraît être le cas de la malade qui fait le sujet de l'observation XX de la thèse du Dr Sevestre.

Nous ne pouvons résister au désir d'emprunter à ce même travail
une observation de Courbon (1), qui offre l'exemple remarquable d'un
souffle cardiaque né plusieurs jours avant l'éruption et disparaissant
définitivement vingt-quatre heures avant son apparition.

S. E . . . âgé de dix ans, est entré le 10 juillet 1870 à l'hospice de
l'Antiquaille, pour un lupus qui a envahi le nez, les joues et les paupières.

2 octobre.—Sans cause appréciable, il éprouve un peu de céphalalgie, refuse tout aliment, et, trois heures après, éclate tout à coup un
violent délire. Vingt minutes après, le délire est plus calme ; mais il
persiste néanmoins, et cet état se prolonge jusqu'au milieu de la nuit.
Pouls, 140. Température, 40°2. L'auscultation ne révèle aucune lésion
des organes respiratoires, mais un souffle cardiaque manifeste.

Le 3 octobre, à 7 heures du matin, le malade est plus calme, l'intel-
ligence est plus nette ; il répond aux questions qu'on lui adresse, et
accuse toujours une violente céphalalgie. — Pouls, 140. Température,
39°6. Il n'y a pas d'angine ; les urines contiennent une grande quantité d'albumine ; le souffle du cœur persiste encore. Soir : pouls, 140.
Température, 40°2.

On peut voir les ganglions engorgés dans les régions sous-maxil-
laire et parotidienne gauches. La langue est couverte d'un enduit
blanchâtre ; il y a des vomissements extrêmement abondants. Les poumons ne présentent aucune lésion, et le souffle cardiaque, qui était
distinct, a complétement disparu.

(1) 1872. De l'Erysipèle scrofuleux. Thèse de Paris.

Le 4, sept heures du matin, on voit sur l'oreille gauche une rougeur érysipélateuse qui a envahi le pavillon tout entier. Pouls, 120. Température, 40°. Les jours suivants, l'érysipèle suit son cours, mais le souffle ne reparaît pas. Il est plus aisé de se prononcer en ce qui concerne la durée des lésions cardiaques. Elles sont généralement passagères, quoique cependant l'entière guérison puisse ne s'opérer qu'un certain temps après la disparition de l'éruption. Il ne faut pas oublier non plus que la *restitutio ad integrum* n'est pas constante. On a pu dans certains cas constater la persistance des bruits de souffle ou du frottement longtemps après la disparition de l'érysipèle. C'est ainsi que, dans notre observation II, nous avons constaté la persistance des bruits de frottement, trente-neuf jours après le début de l'érysipèle et vingt jours après sa complète disparition.

Quoi qu'il en soit, on peut dire que le pronostic est généralement bénin. Il y a tout lieu de croire que l'inflammation dépasse rarement le premier stade, caractérisé par l'hyperhémie vasculaire, d'où résultent la prolifération des cellules endothéliales et, lorsque cette prolifération présente un certain degré d'activité, la formation d'un exsudat fibrineux de médiocre abondance. En ce qui concerne la myocardite, il est aussi infiniment probable que le travail morbide n'atteint que rarement ses phases ultimes ; mais, comme ici les signes physiques ou fonctionnels sont loin d'être précis, la lésion cardiaque ne peut être diagnostiquée que lorsqu'elle est tellement accentuée que la guérison n'est plus possible, et encore arrive-t-il plus souvent qu'on ne la découvre qu'à l'autopsie. Elle est, comme on sait, caractérisée par la friabilité et la coloration jaune du muscle. Nous avons déjà vu les quelques signes qui pouvaient la faire soupçonner pendant la vie ; il ne nous reste donc qu'à passer rapidement en revue les signes par lesquels se révèlent l'endocardite et la péricardite.

La symptomatologie des lésions cardiaques étant aujourd'hui parfaitement connue, nous ne nous y arrêterons pas ; d'autant plus qu'on n'a encore trouvé aucun symptôme qui permette de préciser leur nature : il nous suffira d'attirer l'attention sur certains bruits anormaux

5

qui ont une signification particulière et pourraient induire en erreur.

Ces bruits, qui peuvent prendre leur source en dehors de toute altération du cœur, quelque analogues qu'ils soient aux bruits de souffle cardiaque, sont généralement très-faciles à reconnaître, et, s'ils ont pu quelquefois égarer le diagnostic, c'est sans doute simplement parce qu'on n'avait pas pensé à eux.

Le premier et le plus commun de ces souffles, le souffle anémique, ne saurait être exactement reconnu d'après son siége, qui est variable ou du moins mal précisé : on l'a, en effet, placé tour à tour au niveau de l'aorte, au foyer de l'artère pulmonaire et même de la valvule tricuspide. Quoi qu'il en soit, on peut, croyons-nous, poser en principe que les bruits de souffle anémique s'entendent toujours à la base du cœur. Si nous ajoutons à cela qu'ils ne se perçoivent jamais au second temps, qu'ils sont doux, parfois musicaux, variables et passagers, qu'ils se prolongent dans les vaisseaux du cou, où ils produisent, lorsqu'ils sont intenses, une vibration très-sensible au doigt, on aura, comme on le voit, de sérieux éléments de diagnostic. L'examen des symptômes concomitants achèvera de dissiper tous les doutes.

A côté des bruits de souffle de l'anémie qui ont leur point de départ dans l'intérieur du cœur, et sont appelés pour cela intracardiaques, il existe des bruits pathologiques synchrones aux battements du cœur, mais qui prennent naissance en dehors de lui et sont désignés sous le nom de *souffles extracardiaques*. Ces souffles extracardiaques, entrevus par Laënnec et mentionnés plus tard par Bouillaud, peuvent prendre naissance dans le péricarde, dans a plèvre ou dans le poumon. Nous ne nous arrêterons pas à décrire les caractères de chacun de ces bruits, et nous renverrons au travail d'un des élèves de Potain (1) ceux de nos lecteurs qui voudraient sur ce point se livrer à une étude approfondie. Nous rappelons seulement que les bruits extracardiaques correspondent, dans la grande majorité des cas, à la systole, et s'enten-

(1) Choyan, *des Bruits pleuraux et pulmonaires dus aux mouvements du cœur*. Thèse de Paris, 1869.

dent pendant l'expiration, moment où la compression des poumons est
à son maximum.

D'ailleurs, il suffit vraiment d'être averti pour éviter toute erreur de
diagnostic.

Nous mentionnerons en dernier lieu le souffle fébrile, dont les causes sont encore fort mal connues et que l'on a sans doute bien des fois
confondu avec le souffle myocardite ou le souffle anémique.

Les signes fonctionnels des troubles cardiaques sont presque nuls ;
rarement le malade éprouve une sensation d'angoisse précordiale,
due à la précipitation ou à l'irrégularité des battements. Son attention,
pas plus que celle du médecin, n'est nullement attirée par ces faits, qui
sont, pour ainsi dire, exceptionnels. Il faut donc, chaque fois que l'on
se trouve en présence d'un érysipélateux, pratiquer l'auscultation du
cœur comme on le fait pour les rhumatisants et les scarlatineux. C'est
là un grand principe, sur lequel on a souvent insisté et qu'on ne saurait
trop répéter.

Combien de lésions cardiaques de nature indéterminée, combien de
morts subites inexpliquées et inattendues, pourraient être expliquées
ou prévues si l'on se conformait à cette impérieuse pratique !

L'oubli de cette règle absolue peut donner lieu à des erreurs de pronostic déplorables, et, ce qui est plus grave, peut compromettre la vie
du malade, car les complications cardiaques de l'érysipèle créent des
indications nouvelles, et, si leur pronostic est généralement bénin, il
n'en est pas moins vrai que dans certains cas une expectation incon-
sciente peut présenter des dangers réels.

Tant que les accidents seront modérés, on sera autorisé à s'en tenir
à l'expectation, mais à une expectation armée. Pour peu que la lésion
s'aggrave ou se généralise, on devra recourir sans hésiter aux dériva-
tifs et aux révulsifs, tels que vésicatoires, ventouses scarifiées, pur-
gatifs ou diurétiques, suivant le cas. La digitale pourra parfois présenter de sérieux avantages.

L'existence d'une myocardite nécessite l'emploi de moyens toniques
énergiques. On s'attachera à prévenir par tous les moyens les défail-

iances du cœur; ce qui revient à dire que les antiphlogistiques de toute
sorte seront formellement contre-indiqués.

CONCLUSIONS

L'érysipèle est une maladie générale, infectieuse, contagieuse, à
localisations multiples.

Ses caractères généraux la rapprochent des fièvres éruptives, sans
cependant permettre de l'assimiler entièrement à elles. Les lésions cardiaques constituent une de ses localisations les plus communes ; ces
lésions sont, par ordre de fréquence, l'endocardite, la péricardite et la
myocardite.

Leur développement insidieux, l'absence presque complète de signes
fonctionnels, imposent au médecin le devoir de pratiquer avec soin
l'auscultation du cœur.

Leur pronostic, généralement bénin, peut cependant, dans quelques
cas heureusement fort rares, acquérir une gravité exceptionnelle.

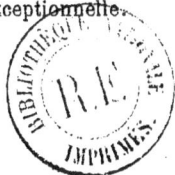

Observation 1

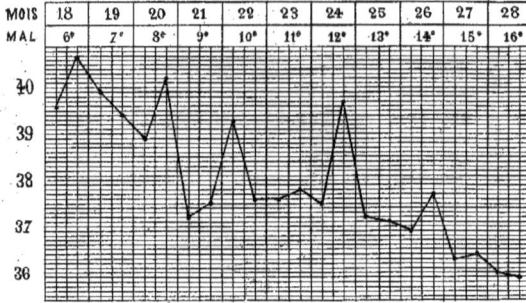

MOIS	18	19	20	21	22	23	24	25	26	27	28
MAL	6°	7°	8°	9°	10°	11°	12°	13°	14°	15°	16°

40
39
38
37
36

Observation 2

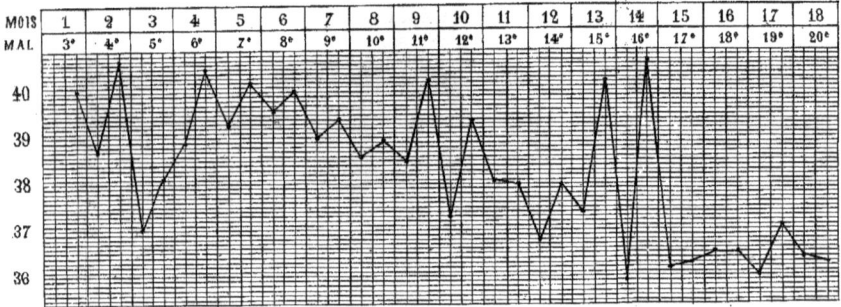

MOIS	1	2	3	4	5	6	7	8	9	10	11	12	13	14	15	16	17	18
MAL	3°	4°	5°	6°	7°	8°	9°	10°	11°	12°	13°	14°	15°	16°	17°	18°	19°	20°

40
39
38
37
36

Observation 3

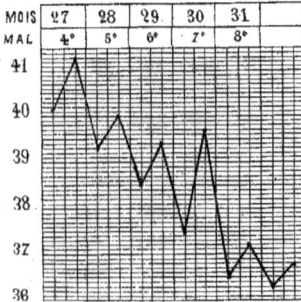

MOIS	27	28	29	30	31	
MAL	4°	5°	6°	7°	8°	

41
40
39
38
37
36

Observation 4

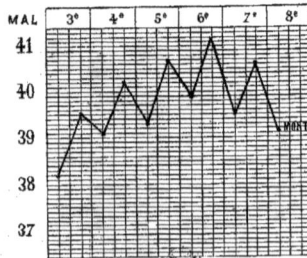

MAL	3°	4°	5°	6°	7°	8°

41
40
39
38
37

MORT

Observation 5

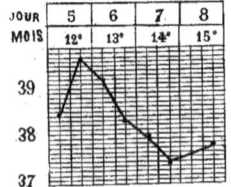

JOUR	5	6	7	8
MOIS	12°	13°	14°	15°

39
38
37

$\int 3$

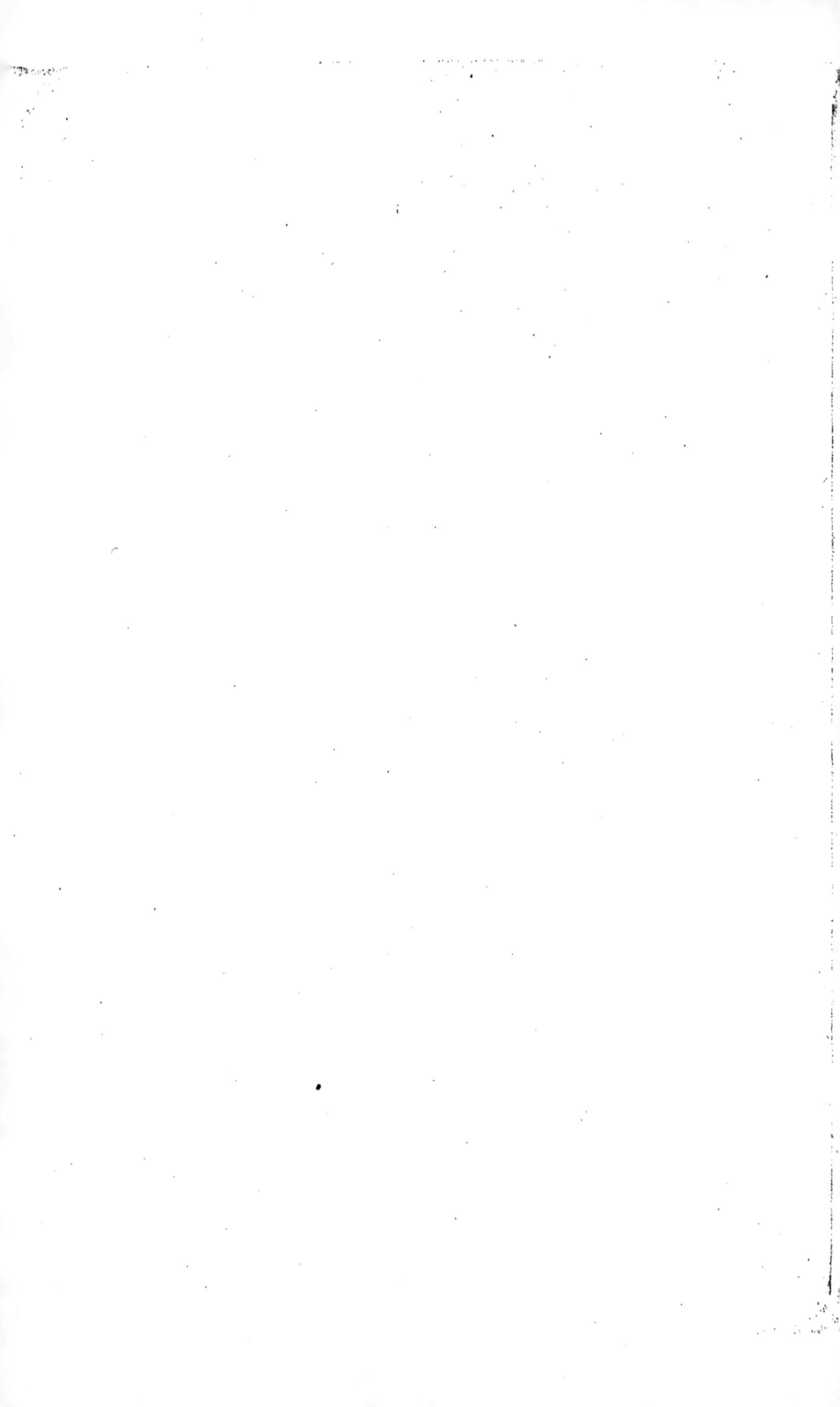

www.ingramcontent.com/pod-product-compliance
Lightning Source LLC
Chambersburg PA
CBHW071414200326
41520CB00014B/3444